AF331822

XIIIe CONGRÈS INTERNATIONAL DE MÉDECINE

tenu à Paris du 2 au 9 août 1900

DE L'ÉLECTROLYSE

DANS LE

TRAITEMENT DES FIBROMES DE L'UTÉRUS

PAR

le Prof. F. La TORRE, de Rome

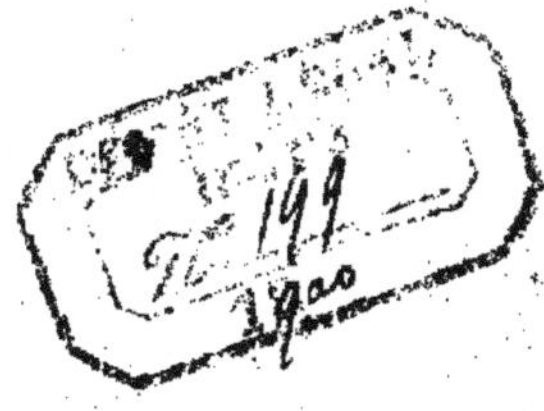

PARIS

A. MALOINE, ÉDITEUR

23-25, RUE DE L'ÉCOLE-DE-MÉDECINE, 23-25

1900

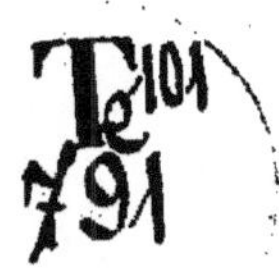

XIIIᵉ CONGRÈS INTERNATIONAL DE MÉDECINE

tenu à Paris du 2 au 9 août 1900

DE L'ÉLECTROLYSE

DANS LE

TRAITEMENT DES FIBROMES DE L'UTÉRUS

PAR

le Prof. F. La TORRE, de Rome

PARIS

A. MALOINE, ÉDITEUR

23-25, RUE DE L'ÉCOLE-DE-MÉDECINE, 23-25

1900

DE L'ÉLECTROLYSE

DANS LE

TRAITEMENT des FIBROMES de L'UTÉRUS

par le Professeur F. La TORRE, de Rome.

MESSIEURS,

Le traitement conservateur des fibro-myomes de l'utérus est représenté dans ce Congrès par un grand nombre de communications des plus intéressantes.

Et ce qui est assurément très édifiant, c'est que des gynécologues le plus en renom comme des chirurgiens à outrance sont devenus, autant que possible, conservateurs.

J'en suis bien aisé !

Le traitement conservateur donc s'impose aujourd'hui.

Or, parmi les moyens les plus puissants dont la moderne thérapie dispose pour le traitement conservateur des fibromes utérins, l'électricité sous forme de galvono-caustiques intra-utérines, méthode du regretté docteur Apostoli, se trouve sans conteste au premier rang.

La première place appartient évidemment à la myomectomie et à l'hystérotomie ; mais elles peuvent donner de tristes conséquences pour l'existence des malades. L'électricité par contre n'en donne aucune. Et s'il est vrai que la myomectomie nous débarrasse de la tumeur, elle réclame beaucoup d'habileté. L'électricité est d'un emploi plus simple, à la portée de tous et complètement innocente, sans danger et absolument sûre dans ses résultats.

Nous pouvons donc avancer une conclusion en disant que de tous les procédés conservateurs, la méthode d'Apostoli est la plus efficace constituant le meilleur auxiliaire dont la gynécologie puisse disposer.

C'est vous dire, messieurs, qu'une brève étude de l'électrolyse est nécessaire. Elle a été bien étudiée par Laquerrière et Zimmern dans ces derniers jours ; je résumerai en quelques mots la question.

Nous ne sommes plus aujourd'hui à l'emploi empirique du courant continu, mais à l'application d'un remède dont les données thérapeutiques dérivent de la connaissance de la physiologie et de la pathologie générale.

Si nous nous rapportons, en effet, aux expériences de Weiss, publiées en 1890 et continuées depuis, sur l'électrolyse du muscle, nous en acquérons la plus parfaite conviction. Il a constaté qu'une patte de grenouille soumise au passage d'un courant galvanique suffisant, perd sa contractilité, mais que celle-ci peut lui être rendue par une application en sens inverse ; cette perte devient définitive si l'action première est trop intense ou trop longue.

Le rôle de l'inversion du courant, dit Laquerrière, démontre qu'il s'agit là de phénomènes chimiques et secondaires au passage du courant. C'est de l'électrolyse que l'on fait dans ce cas.

Au point de vue microscopique, il a vu que « sur la coupe en travers d'un muscle soumis à l'action électrolytique on voit les fibres musculaires très inégales, comme forme et comme volume ; au lieu d'être presque accolées les unes aux autres ; comme sur le muscle normal, elles sont séparées, le tissu conjonctif interfasciculaire ayant pris un grand développement.

Sur les coupes longitudinales, d'abord la striation transversale des muscles disparait et ils deviennent un peu plus transparents ; puis le muscle se fragmente de plus en plus jusqu'à être réduit en granulation. Son enveloppe ou sarcolemme semble résister plus longtemps. On trouve aussi, dans les préparations, des fibres bien plus fines que les autres et admirablement striées. On ne sait pas encore d'où elles viennent, peut-être seront-elles formées depuis la dernière séance d'électrolyse. »

Si cela se passe dans le muscle normal, rien nous empêche d'admettre que les mêmes phénomènes se passent dans le muscle-myome.

Ce fait démontre que le courant continu attaque le fibrome dans la vitalité de ses éléments par l'action interpolaire, qui, étudiée depuis quelques années seulement, a trouvé sa démonstration dans des expériences physiologiques indiscutables et dans des faits cliniques indéniables.

Ainsi, par exemple, un des faits les plus clairs et le mieux constatés dans le traitement électrique des fibro-myomes c'est l'hémostase à la suite de l'action du pôle positif. Eh bien ! on obtient cet hémostase aussi à l'aide des galvano-caustiques négatives et des galvano-punctures.

Or, pour que la galvano-puncture qui n'a aucune action sur la muqueuse et faite en dehors d'elle, pour que la galvano-caustique négative qui est congestionnante et favorise l'écoulement sanguin d'une façon immédiate, deviennent à la longue et d'une manière indirecte hémostatiques, il faut bien reconnaître que le traitement jouit de propriétés spéciales indépendantes de son action locale : sous l'influence des galvano-caustiques le fibrome serait jusqu'à un certain point atteint dans sa vitalité.

L'atrophie donc d'un myôme est un fait possible, physiologiquemment possible, de même que l'atrophie d'un muscle quelconque.

Je rappellerai à ce sujet que j'ai montré au Congrès international de Médecine de Berlin, en 1890, un utérus myomateux qui soumis, avant d'être extirpé, à l'action du courant continu, présentait un commencement d'atrophie à la périphérie de la tumeur déterminée par la dégénération adipeuse des éléments musculaires. L'altération était visible même à l'œil nu. Au microscope on voyait de grands amas de granulations; quelques sarcolemmes en étaient pleins.

Nous devons donc reconnaître dans le traitement électrique une action interpolaire apte à atteindre le myome dans sa vitalité déterminant ainsi une atrophie et par cela même une diminution de volume du néoplasme et l'arrêt des pertes sanguines.

L'électricité va être étudiée à un autre point de vue; celui de l'antisepsie.

Apostoli et Laquerrière père, ont démontré que le pôle positif tue les germes infectieux ou tout au moins en neutralise le pouvoir. Nous savons d'autre part que les inflammations utérines ainsi que les fibromes, d'après les idées de Claisse, sont dus à la présence de microbes. De plus, l'électricité excite et augmente le pouvoir phagocitaire des éléments anatomiques qui détruisent les germes pathogènes.

Nous avons donc destruction des germes ou neutralisation de leur pouvoir et augmentation du pouvoir phagocitaire des éléments anatomiques. D'où le pouvoir dans l'électricité de combattre la cause des fibromes ainsi que l'inflammation concomitante.

En concluant sur ce premier point, nous pouvons affirmer que la méthode d'Apostoli constitue un remède apte à combattre le fibro-myome de l'utérus soit dans son étiologie ainsi que dans sa constitution et dans ses symptômes. Ce qui forme un traitement complet, parfait, scientifique.

Les faits cliniques correspondent-ils à cette conclusion ?

Pour bien voir ce qu'il en est de cette question, nous devons étudier les résultats que le traitement électrique nous donne. Sous ce rapport, un accord admirable existe parmi les gynécologues ; et on peut dire sans crainte d'être démenti que ces résultats sont excellents et constants.

Divisons pourtant les résultats en immédiats et éloignés.

Résultats immédiats. — Apostoli, Carlet, Bergonie et Boursier, La Torre, tout dernièrement, Zimmern et beaucoup d'autres, sont parfaitement d'accord sur ces résultats.

Ils peuvent être résumés dans les quelques propositions que voici :

1° L'action hémostatique des galvano-caustiques est, qu'on nous passe l'expression, dit Zimmern, le triomphe de l'électrothérapie gynécologique.

Qu'il s'agisse de métrorrhagies ou d'une augmentation dans la durée ou dans l'abondance des règles, le résultat final sera identique : les pertes s'émenderont au bout d'un nombre variable de séances qui ne sera jamais supérieur à quinze et bien souvent inférieur à dix.

On a la diminution ou la suppression de l'hémorrhagie dans le 80 % des cas. La suppression de la douleur se vérifie dans le 70 %.

2° La réduction du fibro-myome est un fait bien constaté, réduction que l'on peut avoir dans le 15 % des cas.

Zimmern, éliminée toute cause d'erreur dans la mensuration de la tumeur, critique les différentes objections qu'on présente contre la susdite réduction. Il attaque l'opinion de ceux qui veulent que la prétendue diminution du néoplasme ne soit que l'effet d'une erreur de diagnostic. Il démontre erronnée l'opinion de Hollydoy Croo et de Dührssen qui ne nient pas la diminution de volume, mais prétendent qu'elle est seulement momentanée et que la tumeur reprend sa marche envahissante dès que le traitement électrique est suspendu.

On ne peut pas non plus accepter l'opinion de Bouilly qui soutient que l'atrophie attribuée à l'électricité serait uniquement due à l'action régressive de la ménopause, que les résultats, en somme, de l'électrothérapie ne seraient qu'une simple coïncidence. Il en est de même de l'opinion de Doléris qui pense qu'on est victime d'une illusion admettant la régression du fibrome, car pour lui, il s'agit tantôt d'un abaissement de la tumeur dans le petit bassin, tantôt de résorption d'exsudats périmétriques, qui sont toujours susceptibles de disparaître par le repos et par les soins, etc., etc.

Quels que soient, cependant, d'une part, le scepticisme que l'on montre pour les effets du courant électrique, et, d'autre part, la rareté du phénomène, il n'est plus possible actuellement de ne pas se rendre à l'évidence.

Zimmern présente, en effet, un cas, où le doute n'est pas possible, la tumeur se réduisit de plus de moitié ; moi aussi, j'ai deux cas où la tumeur s'est énormément réduite.

L'action interpolaire, donc, plus que l'action polaire, cautérisation, qui s'exerce sur la vitalité des fibro-myomes, est la cause de l'hémostase et de la diminution de volume de la tumeur.

Un effet du courant continu sur les fibro-myomes c'est de favoriser leur élimination spontanée ou de les faire devenir plus saillants dans la cavité utérine de façon à rendre plus facile leur énucléation artificielle. Lapthora Smith, Tyler Smith, Frédérique et Schaeffer ont publié des cas. J'en ai publié moi-même aussi 8 cas dès 1889.

Résultats éloignés. — Nous pouvons dire qu'ils sont également très satisfaisants. Qui a une longue pratique en électrothérapie gynécologique et revoie de temps en temps ses anciennes malades, ne peut nier le fait. En un mot, les hémorrhagies, même les plus redoutables qui ont été arrêtées par le traitement électrique, ne récidivent pas. Les faits et les commentaires de Thomas et de Skene Keith sont, sous ce rapport, vraiment très édifiants.

Tout récemment Laquerrière, publia un travail qui est le plus complet et le plus scientifique qui ait été fait sur le traitement électrique. Dans cette étude l'A présente les résultats obtenus chez les malades soignés par Apostoli, dont Carlet avait publié en 1884, les observations.

Laquerrière a voulu patiemment rechercher et voir toutes ces malades pour pouvoir constater ce qu'il en était du traitement électrique.

Il est facile de comprendre qu'après 15 ans, Laquerrière n'a pu trouver beaucoup de ces malades ; il n'a pu présenter les observations que de 94, qui sont des documents qui édifient suffisamment.

Il arrive à cette conclusion :

L'arrêt de l'hémorrhagie qui a eu lieu dans le 80 à 90 %, la suppression des douleurs obtenue dans le 70 %, l'arrêt de dévelopœment et la diminution de la tumeur qu'on a dans le 15 %, présentent une persistance remarquable, et la récidive est l'exception, lorsque le traitement a été bien appliqué et suffisamment prolongé.

Les résultats éloignés que je compte dans ma pratique personnelle sont identiques, ainsi que ceux d'autres gynéologues.

Cette concordance parfaite dans les résultats obtenus par les différents électrothérapistes est vraiment admirable. Elle doit s'imposer aujourd'hui à la considération de tout clinicien qui juge sans parti pris.

Ces résultats démontrent en outre que le traitement électrique, méthode Apostoli, ne constitue pas un traitement empirique et seulement symptomatique. Les applications électriques deviennent ainsi un remède rationnel et le mieux approprié, son but étant celui de soulager les malades, de leur procurer un confort tout en conservant l'organe dont l'ablation peut causer, outre les dangers personnels, des dommages énormes pour la famille, pour la société et pour la science.

Et quand même le traitement électrique devait rester sans succès, il y a toujours pour les malades l'intervention chirurgicale — *l'ultima ratio* — qui devient dans

— 13 —

ces circonstances utile, même nécessaire, parfaitement
légitime et justifiée.

Nous pouvons donc dire que la gynécologie n'a pas
de meilleur auxiliaire que le courant continu, car la
méthode Apostoli, est efficace, sans danger, applicable
sans anesthésie et par tout médecin qui connaît la
gynécologie.

Le médecin par conséquent qui a à traiter un fibro-
myome de l'utérus, doit tout d'abord conseiller et pratiquer la galvano-caustique intra-utérine, ne fut-ce que
comme pierre d'essai.

Contre-indications de l'électrothéraphie. — Il y
a des cas où quels que soient les avantages, le traitement
électrique peut devenir inutile et même dangereux.

Il est par conséquent contre-indiqué :

a) Quand le fibrome a subi la dégénération sarcomateuse
ou quand il se trouve associé au cancer ;

b) Dans les cas de sphacèle du néoplasme ou de torsion
du pédicule ;

c) Quand le fibrome est accompagné d'inflammation ou
de suppuration pelvienne.

d) En cas de fibrome kystique ;

e) En cas de fibrome associé au kyste de l'ovaire ;

f) Dans quelques cas de polype intra-utérin.

Il faut, d'autre part, s'attendre peu de l'électricité, appliquée en cas de fibrome avec ascite ou hydroarrée où quand il s'agit de fibrome sous-péritonéal.

Nous pouvons donc employer très utilement l'électricité dans un grand nombre de fibromes utérins, sans être obligés de pratiquer toujours et dans tous les cas, l'hystérectomie qui ne trouve son indication qu'en peu de cas seulement.

IMPRIMERIE F. DEVERDUN, BUZANÇAIS (INDRE).

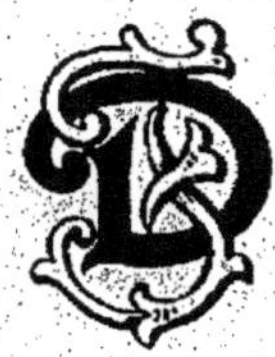

BUZANÇAIS (INDRE), IMPRIMERIE F. DEVERDUN.